# TRAITÉ

## THÉORIQUE ET PRATIQUE

SUR

# L'ENGRAISSEMENT

DES

## ANIMAUX DOMESTIQUES.

# TRAITÉ
## THÉORIQUE ET PRATIQUE
### SUR
# L'ENGRAISSEMENT
### DES
## ANIMAUX DOMESTIQUES,

Où sont décrits les qualités physiques qui disposent les bœufs, les moutons, les cochons et les volailles à engraisser; les vices de conformation, ou les maladies qui les en empêchent; les procédés les plus économiques d'engraissement, usités en France et en Europe; les moyens préservatifs et les remèdes curatifs des maladies qui surviennent pendant et après leur engraissement.

PAR P. CHABERT, Directeur de l'École Impériale Vétérinaire d'Alfort, membre de la Légion d'honneur, associé de l'Institut national, membre de la Société d'Agriculture de Paris, etc. Et C. M. F. FROMAGE, Professeur à l'École Vétérinaire d'Alfort, membre associé de l'Athénée d'Alençon, et de la Société d'Agriculture et de Commerce de Caen.

A PARIS,

CHEZ MARCHANT, IMPRIMEUR-LIBRAIRE, RUE DE LA HARPE, COLLÈGE D'HARCOURT.

AN XIII. — 1805.

# TRAITÉ
## THÉORIQUE ET PRATIQUE
SUR
# L'ENGRAISSEMENT
## DES BESTIAUX.

---

COMMENT se fait-il que certains animaux s'engraissent très-facilement, tandis qu'il en est qui n'engraissent pas ? Pourquoi voit-on des personnes qui s'enrichissent à engraisser des bestiaux, tandis que d'autres s'y ruinent?

Telles sont les questions dont nous nous sommes proposés de donner la solution dans cet opuscule, elles intéressent essentiellement la prospérité d'un grand nombre de propriétaires ruraux. Nous allons donc tâcher d'indiquer les moyens de faire de l'engraissement des animaux une spéculation avantageuse, en considérant, 1°. la nature de la graisse et la manière dont elle est élaborée; 2°. la conformation et les signes par lesquels on juge qu'un animal est disposé à engraisser; 3°. des vues générales à remplir pour procurer la graisse; 4°. les divers moyens qu'on met en usage; 5°. les signes auxquels on reconnoît les progrès et la perfection de l'engraissement; 6°. les accidens qui surviennent avant, pendant et après; 7°. enfin, les inconvéniens de la graisse dans les animaux qu'on ne sacrifie pas directement pour la bouche.

## § I^er^.

### NATURE ET ÉLABORATION DE LA GRAISSE.

*Nature de la graisse.* La graisse est une matière qui s'accumule dans le tissu cellulaire, dont la nature varie non seulement dans les différens animaux, mais encore dans les différentes parties du corps du même animal.

La graisse du cheval est fluide et huileuse; celle du canard et de l'oie a beaucoup moins de fluidité; celle du cochon est plus solide; mais les ruminans en fournissent de beaucoup plus dense. La graisse qui entoure l'œil, celle qui est autour des articulations, des glandes lymphatiques, ainsi que celle qui se trouve dans l'intérieur des os, dans l'intérieur du canal vertébral, et qui enveloppe la moelle allongée dans toute son étendue, est la plus fine et la plus blanche.

Le suif qui est le plus compacte est le meilleur ; celui des animaux qui ont souffert, soit par des fatigues, soit par des maladies longues, est jaune, desséché, *brûlé*.

Toutes les parties de l'économie animale ne renferment pas une égale quantité de graisse. Elle se montre en assez grosse masse dans les interstices des muscles du globe, entre l'origine des muscles qui fixent le fémur au bassin, sous le scapulum, sous la peau, autour des grosses articulations, des glandes lymphatiques autour de la base de la langue ; mais les grands réservoirs où ce corps se rencontre en plus grosse masse, c'est à la base du cœur, dans le médiastin, dans l'épiploon, le mésentere et autour des reins. Nous observons cependant que le cochon fait exception à cette règle générale : son plus grand réservoir est placé sous la peau ; mais la graisse qui compose ce qu'on appelle le *lard* est entremêlée de beaucoup de tissu cellulaire, d'autant plus dur, plus épais et plus dense, que l'animal est plus vieux, et qu'il a plus travaillé, soit pour la propagation de l'espèce, soit pour se rendre d'une foire à l'autre, etc. Cet état n'échappe pas aux charcutiers, ils le connoissent sous le nom de *lard routier*. Le cuir en est plus épais; ce qui s'observe sur-tout au garrot : il y a beaucoup plus de tissu que de matière graisseuse, ce qui fait une perte pour le consommateur.

Les parties privées de graisse dans tous les animaux, sont les enveloppes du cerveau, le cerveau et la moelle allongée, le poumon, la rate et généralement toutes les surfaces osseuses dans lesquelles s'implantent les extrémités des muscles. Cependant les parties où la graisse ne se trouve pas en lames, en pelotons, recèlent des sucs graisseux interposés, qui leur donnent cette saveur délicate qui manque aux animaux en mauvais état.

La graisse est pour l'animal vivant une ressource dans les temps d'abstinence, en cas de disette ou de maladie; c'est un dépôt où la nature puise pour son entretien des matériaux dans lesquels il existe déjà un degré d'élaboration que les organes souffrans sont dispensés de lui donner.

Enfin, celle des oiseaux de basse cour est la plus douce et la plus agréable de toutes.

On remarque encore que celle du cheval, du chien, est chargée d'arome, et qu'elle n'est propre qu'à brûler ou à faire des onguens.

La graisse est d'autant plus fine et plus blanche, que l'animal est plus jeune; d'autant plus grossière et plus jaune, que le sujet est plus vieux ou qu'il a plus souffert; celle des animaux qui ont péri de maladies malignes est d'un jaune très-foncé et très-obscur.

2°. *Elaboration de la graisse.* La graisse s'accumule à mesure que les vaisseaux déposent dans les mailles du tissu cellulaire l'excédant des sucs nourriciers, dont ils ont profité d'abord pour la réparation des pertes.

Elle est en plus grande quantité dans les endroits où ce tissu est plus abondant; mais l'accumulation doit s'en faire peu à peu ou sans réplétion trop subite, ce qui détermineroit des accidens fâcheux.

L'ordre le plus commun suivant lequel les parties se garnissent de graisse est digne de remarque. Ce sont les parties extérieures, et principalement le tissu sous-cutané, qui se remplissent d'abord de cette matière; puis elle se répand entre les muscles, autour des articulations et autour des glandes lymphatiques.

Lorsque toutes ces parties en sont saturées,

la nature dirige son travail dans l'intérieur ; d'abord dans l'épiploon, le médiastin, le mésentère, le tissu cellulaire du péritoine, enfin autour des reins, lieu où elle établit des réservoirs très-considérables. Ainsi, l'animal peut être gras extérieurement et ne pas l'être encore intérieurement ; les bouchers et les charcutiers instruits ne s'y méprennent guères ; ils savent bien distinguer l'animal qui n'a pas les deux graisses ; cependant ils se trompent quelquefois.

L'animal peut être peu gras extérieurement, et l'être beaucoup intérieurement. Quand un bœuf gras extérieurement ne l'est pas dans l'intérieur, c'est que la nourriture n'a pas été assez abondante, assez substantielle, ou qu'on n'a pas donné à l'animal le temps d'élaborer sa graisse intérieure. Si, au contraire, la bête peu grasse à l'extérieur, l'est beaucoup au dedans, c'est que des accidens, des douleurs, le défaut de nourriture à l'époque où l'engraissement étoit avancé, ont nécessité l'absorption de la graisse extérieure, pour l'entretien de la vie de l'animal.

Les jeunes animaux qui ne sont pas encore formés, n'acquièrent de la graisse dans l'intérieur du corps, qu'après leur crue complète.

On voit que ces jeunes sujets sont plus longs

dans leur engrais, attendu la double fonction de la nature à fournir à la graisse et au développement des parties constituantes ; mais il faut convenir que le sujet qui a été toujours tenu en bon état pendant tout le temps de son développement, est d'une meilleure nature, que sa chair est plus délicate, et qu'il est susceptible de beaucoup moins d'accidens que celui qui a éprouvé diverses altérations dans son éducation.

La belle graisse est blanche et rend la chair tendre : le sang lui-même éprouve des changemens par l'engraissement. Celui des jeunes animaux en bon état est saturé de sucs graisseux, il est plus onctueux et plus délicat que celui de l'animal formé ; et plus le sujet est vieux et en pleine graisse, plus son sang est sec et peu agréable. C'est ce dont on peut s'assurer par les boudins de sang de cochons de divers âges.

## § II.

### CONFORMATION ET SIGNES AUXQUELS ON JUGE QU'UN ANIMAL EST DISPOSÉ A ENGRAISSER.

L'expérience journalière ne cesse de nous montrer qu'il se rencontre tous les jours des animaux de toute espèce, qui s'entretiennent dans un embonpoint étonnant, tandis que d'autres de même race, mis au même régime et aux mêmes travaux, restent maigres et en mauvais état ; cette différence n'est pas toujours due à des maladies, elle tient au contraire, le plus souvent, à la différence de conformation. Ce doit être ici l'objet d'une étude qui est longue et difficile, mais qui est des plus importantes pour faire de bons choix, soit qu'on veuille engraisser les animaux, soit qu'on en veuille tirer parti pour le travail.

On ne s'est encore occupé de déterminer des mesures exactes pour la belle conformation, que relativement au cheval. Au reste, il y a une grande différence du beau idéal avec la conformation dans laquelle on ne recherche qu'une solidité suffisante pour permettre l'engraissement.

Un bœuf d'une bonne conformation pour l'engrais a la corne fraîche, l'encolure épaisse, le fanon flottant, la poitrine large, la côte élevée en arc, le ventre rond, soutenu, le dos horizontal, enfin les jambes, les épaules et les cuisses très-épaisses.

Le cochon de race commune a le corps trop long ; il relève le dos en arc, est gêné dans la marche ; quand elle doit être longue pour chercher ses alimens, se fatigant beaucoup, il s'engraisse moins. La parcimonie avec laquelle on élève les porcs, les voyages qu'on leur fait faire pour les conduire dans des marchés éloignés, occasionnent des mortalités chez les particuliers qui en achètent pour les engraisser.

## §. III.

### ÉTATS FAVORABLES OU CONTRAIRES A L'ENGRAISSEMENT.

La première condition sans laquelle il n'y auroit point d'engraissement, c'est qu'il faut que l'animal répare ses pertes; la seconde, c'est que les organes qui exécutent la nutrition soient modifiés de manière à élaborer et à conserver la matière graisseuse qui excède la réparation de ces mêmes pertes. Or, ces deux conditions ne seront pas remplies, si les organes, sur-tout de la nutrition, de la digestion, de la respiration, etc. ne jouissent de leur intégrité et de toute leur action.

*Signes de la santé*. Les signes principaux qui indiquent que l'animal est en santé, sont la marche libre, la légèreté, la gaîté, le grand appétit; les excrémens de consistance moyenne, sortant avec régularité et sans contrainte; la transpiration exhalant une odeur forte, mais douce, dont la matière reste long-temps à la main qu'on a appliquée sur la peau; la couleur rose-pâle des membranes de la bouche et des naseaux, etc.; dans le bœuf, la vache, la rumination régulière, etc.

La faculté de prendre graisse exige donc une bonne constitution et une bonne santé; l'une et l'autre permettent même de perdre et de reprendre plusieurs fois la graisse; et l'on voit qu'ainsi la surabondance graisseuse peut se concilier avec une longue vie.

*Constitution trop foible, organes lésés.* Mais, si l'animal est constitué d'une manière par trop foible, si les organes élaborateurs ont éprouvé des lésions considérables, il ne peut engraisser une première fois, ou, s'il a perdu sa graisse, il ne peut la reprendre. Ces causes déterminent encore la conversion de la graisse en cachexie aqueuse plus ou moins marquée, ce qui est d'observation, sur-tout dans le mouton.

On reconnoît une constitution foible au défaut d'aplomb, à la foiblesse des membres, à la roideur de l'épine dorsale et lombaire, au bercement de la croupe, au flageolement des extrémités.

Les lésions des organes s'annoncent par le défaut de gaîté, de souplesse; la respiration qui s'accélère extrêmement par un léger exercice; parce que l'animal, conduit en liberté, marche à la suite de ses compagnons; parce qu'il ne fait aucune résistance quand on le contraint; parce que son appétit et ses déjections varient fréquemment; qu'il a des goûts dépravés qu'il mange la terre, lèche les murs; qu'il a le poil terne, piqué, la peau adhérente aux os, avec une petite toux. La gale (1), l'amaigrissement,

(1) Le traitement de toutes ces maladies se trouvera prescrit dans le *Complément du Cours Complet d'Agriculture, par une Société d'Agriculteurs, rédigé par l'abbé Rozier*. Cet ouvrage rédigé par MM. Thouin, professeur d'agriculture au Muséum d'Histoire naturelle; Parmentier et Biot, de l'Institut de France; Chabert, directeur à l'école Vétérinaire d'Alfort; Fromage, professeur, Sonnini, Chassiron, Cotte, Lastérye, Perthuis, de la Société Impériale d'Agriculture; et Tollard, etc. paroîtra en janvier. Ces deux volumes sont précédés d'un *Discours sur la manière d'étudier l'Agriculture par principes*, de M. Thouin; et de trois Tableaux Synoptiques représentant tous les objets qui composent le premier comme le plus utile des arts.

la pommelière, la pourriture, l'hydropisie, les fureurs utérines, etc. sont des obstacles qui s'opposent à l'engraissement des bestiaux, il faut commencer par guérir ces maladies, avant d'entreprendre l'engraissement des animaux qui en sont affectés.

On a vu souvent le défaut de connoissance dans le choix des animaux, être la cause de la ruine de beaucoup de marchands.

*Age*. Les animaux, avant d'avoir achevé leur accroissement, prennent la graisse d'une manière moins complète, parce qu'une partie des alimens donnés pour engraisser, ne sert qu'à les faire croître.

Les bœufs qu'on soumet au travail jusqu'à dix à douze ans, ont la chair dure, sèche, moins bonne, s'engraissent lentement et avec plus de dépense.

L'âge le plus convenable pour l'engraissement est donc celui où l'animal a acquis le développement propre à son espèce : cette époque pourroit être fixée pour le mouton et le bœuf, au temps où toutes les dents d'adulte sont sorties; mais on peut, sans beaucoup d'inconvéniens, avancer un peu cette époque, pour les moutons qu'on nourrit sur-tout pour la chair, sans rechercher autant le profit que procurent la laine et le fumier ; de même qu'on peut retarder de deux ou trois ans l'engraissement des moutons qu'on entretient pour le fumier et pour la laine, ainsi que l'engraissement des bœufs dont on veut tirer plus de travail, sauf à les engraisser moins, et de les engraisser avec moins de promptitude et d'économie.

Si l'on vouloit cependant une époque fixe pour engraisser ces animaux, ce seroit, nous le répétons, celle de cinq ans, moment où toutes les dents d'adulte ont effectué leur protrusion.

Voici quelques réflexions qui engageront peut-être les cultivateurs à engraisser les bœufs plus tôt qu'ils ne le font ordinairement.

Ne vaudroit-il pas mieux n'avoir que des chevaux pour travailler, et n'avoir des bœufs que pour les engraisser ? Nous croyons observer une tendance générale à cet usage qui nous paroît avantageux. On devroit du moins ne faire travailler le bœuf que jusqu'à cinq ans, époque où sa *bouche* est *faite* et son accroissement totalement achevé. A cet âge, le cuir a plus de souplesse, plus de qualité, la chair est plus tendre, plus succulente. Quand on le nourrit au delà, la proportion dont il accroît n'équivant pas à ce qu'il dépense ; et si on le garde jusqu'à dix ans, ce qu'il a mangé de trop étoit suffisant pour nourrir un autre bœuf.

Ces réflexions sont en partie applicables aux autres animaux qu'on engraisse. La véritable économie est de sacrifier souvent, et de renouveler en proportion.

On sait bien que la chair d'un cheval, qu'un accident rend incapable de travailler, n'est point admise à la boucherie comme celle du bœuf qui est dans le même cas; mais c'est une perte qu'il faut faire tôt ou tard. Et quelle valeur peut avoir cette objection, quand il est prouvé, généralement parlant, que tout cheval qui travaille à la terre économise beaucoup plus le temps de l'homme, le met à portée de mieux profiter de la saison, et enfin que son travail est le double de celui du bœuf ?

Il nous semble que la civilisation doit amener, par ses progrès, une époque où les choses seront en cela parvenues au point qui nous paroît désirable.

*Sexes.* La chair de vache, de brebis, même grasses, est moins savoureuse que celle du bœuf et du mouton. On trouve dans celle du taureau et du bélier un goût sauvage très-marqué, qui n'existe cependant pas dans celle des veaux et des agneaux. Les mâles qui ont été long-temps étalons, et les femelles long-temps nourrices, ont de plus la chair dure et coriace, et n'engraissent qu'imparfaitement. On évite ces désavantages en les employant moins long-temps à la génération. D'ailleurs, on châtre le bœuf, le bélier, la brebis, le cochon et la truie, le lapin, le coq et la poule : la castration dispose à l'engrais.

Cependant on engraisse des coqs et des poules vierges, qui deviennent aussi pesans et plus délicats que les chapons et les poulardes.

*Engrais en liberté.* Les animaux engraissés en liberté, ou dans des lieux salubres, ont la graisse et la chair plus délicates, plus savoureuses que ceux qu'on engraisse dans la gêne et dans des logemens sales et mal tenus ; ce qui est sur-tout plus sensible dans le lapin, le canard, l'oie et le dindon.

## § IV.

### CONDITIONS A REMPLIR POUR PROCURER LA GRAISSE.

Première condition : *Il est nécessaire que l'animal fasse le moins de pertes possible.* La première condition, c'est que l'animal perde le moins qu'il est possible de sa substance; or, il peut perdre par le mouvement, par les sensations, par la génération; la nutrition est la seule fonction réparatrice de toutes ses pertes.

*Mouvement.* Le repos absolu convient pour hâter la graisse : on ne doit l'interrompre que pour éviter les suites fâcheuses qu'il pourroit avoir. Mais si le repos accélère l'engraissement, un exercice modéré rend la graisse plus parfaite, de manière qu'il faut opter entre la qualité et la quantité. C'est sans doute une des causes pour lesquelles les bœufs engraissés à l'herbe ont la chair plus délicate, parce qu'ils conservent la faculté d'un certain exercice. Les animaux qu'on engraisse aux champs doivent être conduits lentement, soit pour aller au pâturage, soit pour en revenir.

Cependant il faut éviter de faire passer les animaux d'un travail soutenu à un repos absolu, et faire succéder l'un à l'autre par degrés.

On met les volailles dans des cages, des épinettes, des mues, où elles ont peu de mouvement.

*La Ménagère* rapporte qu'en Pologne on

fait entrer un oison dans un pot de terre défoncé, assez étroit pour qu'il ne puisse s'y tourner, et qu'on l'y enferme de manière qu'il ne puisse en sortir. La tête prend les alimens par une ouverture, et l'anus rend les excrémens par l'autre. L'oie gagne un volume si prodigieux, qu'on est obligé de briser le pot pour l'en tirer. On en sale la chair comme celle du cochon, après en avoir enlevé la graisse, que l'on fond comme du saindoux.

*Sensations.* On met des bandeaux sur les yeux, on les crève, on coud les paupières aux animaux qui n'ont pas besoin de marcher pour prendre leur nourriture, ou plus simplement on les place dans un endroit obscur. On a observé que des moutons qui avoient presque perdu la vue par le claveau engraissoient plus rapidement que les autres.

Les cochons grogneurs engraissent plus lentement, et troublent leurs compagnons. Il faut les engraisser séparément; enfin, les lieux où l'on engraisse les animaux doivent être éloignés du bruit, etc.

*Génération.* On châtre d'une manière plus ou moins complète. La méthode d'extirper les testicules et les épididymes, qu'on appelle *affranchissement*, est la plus efficace. Celle qui laisse les organes, en se contentant d'y rendre la circulation difficile, d'altérer seulement les parties, telles sont le bistournage, la collision, conservent des désirs, parceque les testicules et les épididymes continuent de végéter. On sait encore que les bœufs bistournés sont plus méchans et plus difficiles à conduire.

On adopte le bistournage pour les animaux qu'on destine au travail, parce qu'on a remarqué que ceux bistournés ont un courage supérieur à ceux auxquels on a enlevé les testicules; mais comme ils engraissent plus difficilement, on devroit, quand on les fait cesser de travailler, leur enlever définitivement les organes; ce qui seroit peu dangereux, puisqu'ils sont déjà altérés. Néanmoins, leur chair ne sera jamais aussi délicate.

Mais ce qui est contraire au bon sens, c'est de bistourner les moutons, (animaux qui ne travaillent pas) ainsi que cela se fait dans les pays méridionaux de la France, dans la Touraine, dans le Berry, dans la Souabe, etc.

La chair des animaux bistournés est dure et d'un goût moins agréable.

Les animaux châtrés jeunes ont la chair plus

délicate , et s'engraissent plus facilement. C'est pourquoi il faut choisir de préférence les bœufs en qui on trouve le moins la forme de taureaux.

On châtre aussi les femelles, sur-tout la truie, et, dans quelques endroits, la brebis, par l'amputation des ovaires; et la poule par l'amputation de la grappe.

On a, dit-on, pratiqué avec succès la castration à des génisses. On ne châtre point l'oie ni le canard, non plus que leurs femelles.

L'état de l'animal, dans lequel il est disposé à ne pas perdre, vient d'un relâchement universel, mais modéré, opéré dans toute son économie. Il est quelques moyens qui le favorisent généralement; tels sont, 1° une saignée copieuse ou des saignées légères répétées, qui enlèvent aux vaisseaux leur stimulus le plus actif et le plus permanent; et à la fibre une partie de son énergie.

2°. Une température un peu chaude; par exemple, celle des étables, dans lesquelles l'air ne circule pas amplement;

3°. Une température froide pour les animaux qu'on engraisse en plein air. Les chasseurs n'ignorent pas que les grives, les ortolans et les rouge-gorges achèvent de s'engraisser en vingt-quatre heures de cet état de l'atmosphère, après qu'ils se sont nourris des fruits qui ont acquis alors toute leur maturité.

4°. Les vaches engraissent beaucoup mieux quand elles sont pleines; tandis que celles affectées de fureurs utérines n'engraissent jamais.

Deuxième condition : *Il faut que l'animal gagne le plus qu'il est possible, et que la graisse soit de la meilleure qualité.* Pour remplir cette condition, il faut que l'animal consomme des alimens à satiété; que ces alimens soient analogues à son appétit, et de bonne qualité; enfin, qu'il soit placé dans des circonstances telles, qu'il en tire tout le profit possible.

Toutes ces conditions se remplissent sans effort, même presque sans soins, pour les animaux qu'on engraisse en liberté et qui ne manquent pas d'alimens appropriés à leur goût. C'est pour ceux qu'on engraisse artificiellement qu'il faut raisonner davantage les soins. En général, de bons alimens, peu à la fois et souvent, voilà l'abrégé de toute la méthode.

La digestion ne s'effectue pas dans le temps que l'animal mange; le peu de chyle que les vaisseaux pompent alors ne fait qu'entretenir la circulation des vaisseaux chylifères; ce n'est que dans le moment où l'estomac est suffisamment rempli, où l'animal se repose, où il est parfaitement tranquille, à l'abri de la lumière, du bruit, de toute inquiétude, que la circulation devient plus active, que la température du corps augmente ; enfin que l'œuvre de la digestion est dans la plus grande activité. Tous ces phénomènes se succèdent dans l'espace de quelques heures ; après quoi, la température du corps diminue, la respiration se modère, et la faim se renouvelle. Ce n'est qu'à cette époque qu'on doit la satisfaire, en distribuant la ration peu à peu à chaque bête : de cette manière elles consomment moins, et profitent infiniment davantage. Ici tout est employé au profit de l'animal. Nulle météorisation n'est à craindre; les déjections sont faciles, et d'une consistance molle ; les urines sont abondantes, modérément épaisses, et colorées.

Une recommandation qui rentre dans cette condition, c'est de ne nourrir ou de n'entreprendre d'engraisser qu'un nombre d'animaux proportionné à ses moyens : autrement tous souffrent, et aucun ne réussit.

Troisième condition : *Que l'engraissement soit lucratif.* Une troisième condition est que l'engraissement soit lucratif au *nourrisseur;* sans cela, on ne trouveroit personne qui s'occupât d'engraisser des animaux. Pour cela, il faut que les moyens d'engraissement et les frais de la vente soient, le plus qu'il est possible, inférieurs au prix de l'animal engraissé; ou, ce qui revient au même, qu'on emploie pour l'engraissement les substances les moins chères, celles dont l'approvisionnement est le plus facile et le plus sûr, pour lesquelles on n'auroit point d'autre débouché ou qui soient d'un bas prix. En raisonnant les moyens d'engraissement, on en abrège la durée; on en multiplie les effets, et par conséquent on le rend économique. Nous nous étendrons peu sur cet article, qui exigeroit des détails très-longs, si l'on vouloit embrasser toutes les situations diverses: nous dirons seulement qu'il nous semble que les personnes qui engraissent, et même celles qui nourrissent, feront bien de cultiver, le plus possible, des racines, telles que les carottes, pommes de terre, navets, betteraves, topinambours, etc., pour prévenir les effets fâcheux des années de sécheresse, de disette; pour suppléer aux herbes, aux pailles, aux grains, qui viennent quelquefois à manquer. Il faudroit même que, par prudence, on eût des provisions d'une année pour l'autre: du reste, chacun doit modifier nos conseils d'après ses localités et suivant son génie.

## § V.

### MOYENS D'ENGRAISSEMENT.

1°. *Engraissement au pâturage.* Les prés naturels ou prés bas, qu'on appelle herbages et vergers, sont les lieux où l'on engraisse en liberté les herbivores.

Ces pâturages sont de plusieurs sortes ; on en distingue de médiocres, d'abondans, de délicats. Les meilleurs sont ceux dont le fonds est une couche épaisse de terre végétale, sur lesquels on n'est point obligé de répandre de fumier ou autre amendement ; dans lesquels y a des sources de bonne eau, ou qui sont arrosés par des rivières, des ruisseaux ; enfin, qui ne sont point ombragés par des arbres, par des bâtimens : l'herbe en est tassée, tendre et très-succulente.

Les pâturages délicats sont ceux des coteaux où la couche de terre végétale est suffisante, et ceux que l'eau de la mer arrose, et qui constituent ce qu'on appelle l'herbe salée, la mésote du Poitou ; les plantes y sont moins pressées, mais elles y sont fines et savoureuses.

Les endroits où l'humus est mêlé de trop d'argile, d'où les eaux s'écoulent difficilement, où elles séjournent long-temps, ne fournissent que des plantes dures et coriaces qui engraissent avec beaucoup de peine et imparfaitement.

Les herbes des bruyères, des bois, des bords des chemins, des chaumes, des jachères ou guérets, ne pèchent que parce qu'elles sont ombragées, et qu'elles sont ordinairement trop peu abondantes.

L'époque où l'on abandonne les animaux dans les pâtures doit être celle où l'herbe a acquis un, deux, trois ou quatre pouces de hauteur, selon la bonté du fonds. Dans les fonds excellens, elle ne tarde pas à pousser dans les endroits que les animaux ont dépouillés.

Si l'on attend que l'herbe soit devenue plus grande, les animaux en mangent davantage à la fois ; leurs viscères s'affoiblissent, se relâchent ; le pissement de sang, les météorisations n'ont souvent d'autres causes que cette abondance subite.

Le bœuf, la vache, le mouton s'engraissent complètement, sans autres moyens, dans les endroits où l'herbe est abondante et de bonne qualité. Le cochon, le dindon et l'oie sur-tout, qui ont la facilité de pâturer, commencent aussi par là leur graisse.

Il faut proportionner la taille des animaux au pâturage : par exemple, de petits bœufs, de petites vaches conviennent aux fonds médiocres ; les animaux qui ont plus de volume auroient trop de peine à y trouver leur subsistance, et s'y engraisseroient mal.

Il faut encore proportionner le nombre des animaux à l'étendue de la pâture, et tâcher de n'y en mettre ni plus ni moins que la qualité du fonds et l'année ne le comportent. Les diverses qualités des fonds sont avantageuses au *nourrisseur* qui en réunit de plusieurs sortes : d'abord il dépose dans les herbages médiocres les bœufs fatigués, au moment où ils arrivent des foires, de même que ceux que l'on commence à mettre à l'herbe : ainsi, ces animaux se trouvent moins dérangés par le vert. Quand on n'a pas à sa proximité un pâturage médiocre pour déposer les bœufs arrivans, et les accoutumer au vert, il faut les retirer de la pâture une partie du jour, et leur donner des alimens secs, soit à l'étable ou dans un enclos.

Lorsque l'engraissement est déjà commencé,

on les met dans des pâturages plus abondans pour les faire tourner plus vite à la graisse.

Cette succession prévient aussi le pissement de sang et les météorisations.

Les pâturages où l'herbe est délicate, fine, savoureuse, conviennent aux animaux d'une taille moyenne, et ils leur donnent une graisse plus exquise : mais, si on les en ôte pour les mettre tout à coup dans des endroits où l'herbe soit plus abondante, plus aqueuse, ils éprouvent des diarrhées qui retardent la graisse, ou même qui les font dépérir. La même chose arrive aux animaux accoutumés aux pâturages abondans, s'il survient des pluies longues, continuelles ou répétées qui les mouillent, ainsi que les plantes.

Les bœufs et les vaches restent à l'étable nuit et jour, depuis le commencement du printemps jusqu'aux gelées blanches. La nourriture dans les pâturages se continue même en hiver : les bœufs sont de même dehors ; ils mangent les herbes qui restent, et quand la neige les leur dérobe, on leur jette du foin, matin et soir ; si le temps devient trop rigoureux, on les rentre à l'étable. Leur engraissement s'achève vers le milieu du printemps suivant ; ils se vendent cher, parce que les bœufs de pouture sont épuisés, et que les nouveaux bœufs d'herbe n'ont pas encore eu le temps d'engraisser.

Les bœufs qu'on a commencé, au printemps, d'engraisser à l'herbe, achèvent leur graisse depuis le commencement de l'automne jusqu'à la fin.

On termine l'engraissement par les pâtures les plus copieuses et de la meilleure qualité, telles que des regains de prés naturels ou artificiels, mais dont on fait usage avec ménagement et précaution. Si l'on manque d'herbe, on peut avoir recours aux graines et aux racines dont nous allons parler; mais ordinairement chacun n'achète que la quantité de bœufs proportionnée à ce que son pâturage peut comporter.

Les moutons se trouvent très-bien de cette méthode; leur pâture la plus convenable sont les chaumes, les jachères, les bois, le bord des chemins, les montagnes. Ils passent la nuit à la bergerie. On doit les tenir à l'ombre, de dix heures du matin à trois ou quatre du soir, dans les jours où la chaleur est extrême, les conduire aux champs de très-grand matin, et les ramener très-tard. En automne, les propriétaires d'herbages en achètent pour achever de les engraisser, et les vendre aux bouchers.

Les animaux engraissés dans les endroits où l'herbe est fine et savoureuse ont la viande plus délicate que celle des animaux engraissés dans les pâturages marécageux et de qualité inférieure, elle se conserve aussi plus long-temps sans s'altérer : elle l'emporte encore beaucoup, pour ces avantages, sur la viande des animaux engraissés au grain. La bouche du roi ne consommoit autrefois que des bœufs engraissés à l'herbe.

2°. *Engraissement à l'étable, appelé de pouture.* Pour les bœufs, l'engraissement à l'étable commence ordinairement à la Toussaint, après que les terres sont ensemencées. Il a pour objet des animaux achetés exprès ou bien des paires de bœufs de travail qu'on réforme.

On a eu soin d'abord de les fatiguer moins que les autres, et de les nourrir plus abondamment ; puis, on les appareille pour que les voisins ne se fassent pas de tort l'un à l'autre. On saigne ceux en qui on remarque la dureté de la peau, la rigidité des fibres.

On commence toujours par leur donner, le plus long-temps possible, des fourrages verts, tels que les feuilles de choux cavaliers, choux à mille têtes, de grosses raves, des racines, telles sont les betteraves champêtres, la pomme de terre, les navets, les carottes, les topinambours, les raves : on les coupe par tranches, par morceaux, pour éviter les *ingurgitations* ( ou l'arrêt des racines dans l'œsophage.) On tâche de les garantir de la gelée, et on les rejette si elles sont pourries, étant alors plutôt capables de nuire que de servir à l'engraissement. Les racines cuites sont plus efficaces, et ont encore plus de qualité, si on les fait cuire à la vapeur de l'eau bouillante.

Le foin doit être de très-bonne qualité ; celui de *relais* coupé en été, qui croît autour des bouses, et formé de l'herbe que les animaux ne mangent pas, est moins bon que le foin de première récolte.

On prend la paille la meilleure; on la hache dans quelques pays ; on fait manger aussi dans quelques endroits les feuilles d'aune, de peuplier, de saule, sur-tout dans des temps de disette. Le foin, dans bien des lieux, est la base de l'engraissement.

On donne encore avec avantage, dans la Bretagne, l'ajonc, jonc marin ou genêt épineux, qu'on hache et qu'on écrase.

Les grains qui servent à l'engrais de pouture, sont le sarrazin, le maïs ou blé de Turquie, l'avoine, l'orge, le seigle, la graine de lin, le son de seigle et de froment bouilli; les grains crevés, les pois, les petites fèves, les féverolles, etc. Les grains grossièrement moulus se délaient dans l'eau; on en fait aussi des boules de pâte.

Les châtaignes cuites, et leur eau, sont un très-bon aliment. On donne encore le gland, même aux bœufs; mais il est plus efficace étant germé : on a remarqué que le marron d'Inde perd son amertume après avoir été lavé à l'eau courante, dans une barrique trouée, ou mieux encore passé à la lessive.

Les marcs de bière, de graine de lin, de colza, de navette, de chènevis, de noix, réduits en pains ou tourteaux dont on a exprimé l'huile, se donnent encore au cochon, au bœuf et au mouton; on les distribue par portions grosses comme des noisettes; mais on leur reproche de rendre la chair huileuse.

On donne encore les montans des choux et des navets, la luzerne, le trèfle, le seigle, l'orge, l'avoine en vert : on les coupe douze heures d'avance, on les éparpille sous des hangars, dans les granges, de peur qu'ils ne s'échauffent.

On mêle le vert avec le sec, autant qu'il

est possible ; on commence cependant par faire consommer ce qui seroit dans le cas de se gâter. On donne alternativement les alimens de ces deux classes : on distribue quatre à cinq rations par jour, en commençant de cinq à six heures du matin, et en finissant à huit ou neuf heures du soir, de manière qu'il y ait toujours, entre chaque repas, un intervalle de quatre heures environ. On peut s'appercevoir que la ration est suffisante, que le bœuf et le mouton ont assez mangé, lorsque le flanc gauche commence à se soulever ; alors ils se couchent pour se livrer à la rumination.

On fait boire les animaux deux fois par jour quand ils sont nourris au sec ; quand on leur donne l'eau blanche et des fourrages verts, on est dispensé de leur présenter autant d'eau.

Les logemens doivent être tenus dans une grande propreté ; les fumiers enlevés, et la litière faite deux fois par jour ; les bœufs doivent être étrillés et bouchonnés tous les jours, au moins une fois : on les met dehors, dans quelques endroits, pour les faire boire, et on profite de ce moment pour faire la litière.

Le trèfle, la luzerne, les feuilles de choux, celles des navets, donnent à la graisse un goût de rance et une couleur jaunâtre. Le gland, le faîne, rendent le lard facile à rancir et à fondre, et difficile à saler. On évite ces inconvéniens, en terminant l'engraissement par les meilleurs grains, par les meilleurs fourrages. On donne même des alimens aromatiques; on mêle des baies de genièvre aux alimens, pour donner meilleur goût à la chair. Il faut, nous le répétons, prendre garde de produire un relâchement trop considérable, et soutenir suffisamment l'action des organes digestifs. C'est dans cette intention qu'on donne du sel aux animaux; on le fait prendre, soit en le dissolvant dans l'eau, dont on asperge le foin et la paille, soit en saupoudrant les alimens de sel en grain, ou en suspendant au râtelier une poche pleine de sel que les bœufs lèchent, et d'où le sel transude, étant humecté par la salive: pour les cochons, on met dans les auges des morceaux de fer; ils s'y oxident; la rouille s'en détache, et se mêle à la boisson: ce qui produit à peu près le même effet que le sel. Il y a encore des personnes qui, dans la même intention, mêlent du vin à l'eau.

Les bœufs engraissés au grain ont ordinairement plus de suif que ceux qui doivent leur graisse à l'herbe; il est aussi plus compacte, mais ordinairement moins blanc.

Les animaux engraissés au grain se trouvent gras à la fin de l'automne, et approvisionnent les marchés jusqu'au milieu du printemps.

3°. *Engraissement des veaux et des agneaux.* On donne le lait dans l'engraissement, surtout du cochon, des veaux, des agneaux et des volailles. Il fait la base de l'engraissement des *veaux* appelés de *Pontoise;* on le leur fait boire dans des seaux, et même celui de plusieurs vaches. On y ajoute sur la fin des jaunes d'œufs, des pois cuits, ou réduits en farine; aux environs de Rouen, on y mêle du pain à chanter; et, dans le pays de Caux, on met dans chaque seau gros comme un œuf de chaux vive, dans l'intention de faire blanchir la viande.

En les tuant, on les laisse saigner le plus possible; ils fournissent une chair très-blanche, très-tendre; on en voit qui pèsent cent vingt livres à trois mois.

Les agneaux s'engraissent de même avec le lait de leurs mères, et celui des brebis qui ont perdu leurs agneaux. On les tient à la bergerie, on leur donne aussi des substances farineuses délayées dans l'eau. La castration suspend l'engraissement, et l'arrachement du cordon établit une échymose dans les lombes, qui diminue la bonté de la chair. Les marchands conseurs rejettent les agneaux châtrés. Les agneaux mangent aussi très-bien le regain des prairies naturelles, ou celui de luzerne, ainsi que l'avoine en grain. On les vend à Paris, depuis Noël jusqu'à la Pentecôte, sous le nom d'agneaux de lait ; un agneau de lait pèse, à trois mois, de douze à vingt-cinq livres, suivant la race.

Les cochons de lait deviennent gras seulement en tétant leur mère, quand elle est bien nourrie. C'est une attention qu'il faut avoir aussi pour les autres femelles dont on engraisse les petits au lait.

4°. *Engraissement des volailles.* L'engraissement des volailles se prépare en les faisant glaner après la moisson, en les faisant pâturer dans des vergers où elles mangent aussi des vers ; en leur hachant des orties ou autres herbes, des racines, des fruits ; en leur donnant encore des criblures.

On les enferme dans des cages, des mues étroites, et on les place à l'abri de la lumière. Au Mans, on leur crève les yeux d'un coup d'aiguille ; en d'autres pays on leur coud les paupières.

On achève la graisse principalement avec de la farine d'orge, pétrie avec du lait doux ou du lait de beurre, et, quand on veut faire une graisse plus fine, on pétrit la farine avec du beurre frais, et on remplace la farine d'orge par du gruau ou par la farine d'avoine. On fait chauffer le lait, on trempe dedans une boule de pâte, et après que l'animal est rassasié, on lui entonne une ou deux cuillerées de lait.

Dans quelques pays où les oies ne sont pas nombreuses, il y a des personnes qui, pour engraisser une oie, la clouent par les pattes dans le poulailler ou dans un grenier, et mettent à sa portée un grand pain rond de farine de seigle dont on n'a pas tiré le son; on fait dans ce pain des trous dans lesquels on entretient toujours de l'eau.

Les oies qu'on nourrit pour obtenir ce qu'on appelle les *foies gras*, se mettent de plus dans un endroit chaud, par exemple, au coin du feu; l'oie maigrit, mais son foie se ramollit et devient d'un volume énorme.

« Les Romains aimoient sur-tout l'oie; ils inventèrent l'art de l'engraisser et de la faire grossir si extraordinairement, qu'il y avoit des *foies gras* qui pesoient jusqu'à deux livres Cela se faisoit en nourrissant l'oie pendant vingt jours avec des figues sèches, broyées et arrosées d'eau. Aussitôt que l'oie étoit tuée, on en tiroit le foie et on le mettoit tremper dans du lait et du miel (1).

« Les Grecs engraissoient les oies en leur donnant, pendant un mois, trois fois par jour deux parties de farine et une partie de son, arrosé d'eau chaude, ou mieux, tout leur soûl de millet trempé.

»L'usage d'engraisser les poules dans des lieux clos et avec de la pâte, est, selon Pline, une invention des habitans de l'île de Cos, en Grèce. Les armées romaines apportèrent cet usage de leurs conquêtes de la Grèce et de l'Asie.

»Fannius, consul, dans la loi qu'il fit recevoir sur le rétablissement de la frugalité, défendit d'engraisser les poules; on l'éluda en châtrant les poulets: on fit ainsi les chapons. Cette fraude fut pardonnée, et l'usage se perpétua (2). »

Dans les pays où on récolte beaucoup de grosses noix, on les donne entières aux dindons. On les fait avaler une à une, en passant la main le long du cou jusqu'à ce que l'on sente que la noix est descendue dans le jabot. On commence par en donner une, puis on augmente

(1) Palladius Rutillius de Re Rusticâ. *Liv. I, Tit.* 30.

(2) Traité de Police de Delamarre. *Tome II.*

d'une par jour, jusqu'à douze, que l'on continue autant qu'il est nécessaire. Le dindon est gras quelquefois lorsqu'on en est à la douzième noix. On dit qu'il y a des personnes qui en donnent jusqu'à quarante. Les noix seroient mal digérées, si ce n'est que le dindon a, comme les autres gallinacées, un gésier très-musculeux dans lequel cet aliment est trituré et broyé.

On doit donner à manger aux volailles, dès que leur jabot est vide; cependant la fin de la digestion a lieu ordinairement à des époques fixes, et permet de donner à manger à des heures réglées.

## § VI.

### Moyens de juger des progrès de l'engraissement.

Les premiers signes de l'engrais ne se manifestent que sept à huit jours après que toutes les matières contenues dans l'estomac et les intestins, sont complètement évacuées et renouvelées. Cet espace de temps est plus long dans les ruminans et sur-tout dans les bêtes à cornes, principalement s'il y a dans le feuillet des matières dures, difficiles à humecter et à faire sortir de ce viscère. Les matières conservent une teinte noire et exhalent une odeur fétide. Celles qui sortent après et qui sont le produit du nouveau régime, sont d'un jaune clair et d'une consistance molle ; leur odeur n'a rien de désagréable.

Lorsque ce renouvellement des matières est complet et qu'il s'est effectué paisiblement, l'engrais se manifeste au bout d'un certain temps, par la température plus élevée du corps de l'animal, par l'augmentation de la force du pouls, par une plus grande vivacité, une plus grande gaîté, ainsi que par une plus grande liberté dans les mouvemens ; par la souplesse de la peau, par son écartement des parties qu'elle recouvre, par une transpiration dont l'odeur est forte et grasse au toucher ; cette exsudation de matière grasse s'observe plus particulièrement encore aux ars ; plus elle est odorante, plus l'engraissement sera prompt.

Dans le mouton, on remarque plus particulièrement l'épaisseur et l'élargissement des muscles latéraux de la queue, dans l'endroit répondant au sacrum.

Dans le cochon, la peau prend généralement une plus grande étendue ; et dans ceux qui sont couverts de soies blanches, elle réfléchit une couleur rose; la gorge, près de la ganache, s'empâte plus ou moins.

En général, dans l'engraissement, toutes les formes s'arrondissent; les saillies musculaires sont dérobées; les éminences des parties dures, telles que les os des hanches, l'épine du scapulum ou paleron, présentent, au lieu de pointes, des enfoncemens résultant de la rédondance de graisse dans les parties environnantes; graisse qui n'a pu se loger sur les éminences osseuses, parce que les tissus qui s'y attachent sont trop denses et trop serrés.

La graisse accumulée en moyenne quantité dans les tissus superficiels, remplissant les enfoncemens, dérobe les saillies; ce qui fait que l'animal est plus beau, tandis qu'il a des formes rudes et un aspect désagréable lorsqu'il est maigre.

Cet état, quand il n'est que ce qu'on appelle embonpoint, est accompagné d'une gaîté, d'une souplesse qui font juger que l'animal jouit d'une grande disposition à bien exécuter toutes ses fonctions. Mais tous ces signes d'une bonne disposition à l'engraissement, ne se manifestent promptement que dans les animaux d'une bonne constitution et qui sont parfaitement sains.

A mesure que l'engraissement fait de progrès, les animaux deviennent plus lourds, plus massifs, plus lents, en raison des difficultés qu'ils éprouvent pour se transporter d'un lieu à l'autre : ils sont plus souvent couchés que debout ; ils perdent à mesure qu'ils engraissent l'usage de leurs sens, ou deviennent, pour ainsi dire, insensibles et engourdis ; ils n'existent plus que pour manger et dormir : c'est sur-tout dans le cochon et les volailles que l'on remarque plus particulièrement ce genre d'engourdissement.

Dans les bœufs, les marchands et les bouchers jugent de la quantité de la graisse par ce qu'ils appellent *maniemens*. Il existe depuis l'articulation du scapulum ou paleron avec l'humérus, jusqu'à la partie supérieure du scapulum et en avant, une corde de tissu graisseux, qu'ils appellent la *veine*. Elle renferme dans son milieu une glande lymphatique. On désire que la *veine* soit grosse et ferme.

Dans l'angle formé par le scapulum et l'humérus, on sent en arrière de ces deux os une glande lymphatique environnée de graisse ; ils l'appellent la *main*, le *nœud du cœur*, ou simplement *cœurs*.

La peau qui termine le fanon est garnie de graisse, entre les deux membres de devant, sous le sternum : c'est ce qu'on nomme le *dessous de la poitrine*.

La graisse est encore sensible sur chaque côte, et ils disent que l'animal est *bon de côté*, ou *mauvais de côté*.

Il existe dans la duplicature de la peau qui s'étend de la cuisse, ou mieux, de la rotule au ventre, une autre glande lymphatique adhérente aux muscles abdominaux : ils l'appellent *œillet* ou *œillard*; elle est environnée de graisse en plus ou moins grande quantité.

On trouve des coussins de graisse aux côtés de la queue, et principalement dans un pli que fait la peau qui va de l'origine de la queue à la pointe de la croupe.

Les paquets de graisse qui existent des deux côtés du scrotum et qu'ils manient en arriere, entre les deux cuisses, sont appelés le *dessous*.

Enfin, on dit en général qu'un bœuf a ou n'a pas les *maniemens bons ;* ou encore on affirme qu'il est *bon* en quelques uns, et l'on nomme ceux d'où il pèche.

Lorsque l'engrais à l'herbe est à son plus haut degré, le poil devient frisé, principalement sur les côtés et sur le dos ; une certaine quantité de poils sont droits, et sortent dans les intervalles des autres ; ce qui annonce que l'animal est parfaitement gras, et bon à *démarer*, suivant le langage des *nourrisseurs*.

Il est des bœufs engraissés très-vite qui ont tous les maniemens bons ; cependant ils ont la graisse peu ferme, ils sont ce qu'on appelle *soufflés*, et n'ont point ou que très-peu de suif.

L'animal parfaitement rempli de graisse, tant extérieure qu'intérieure, a les maniemens amples et fermes. Les bœufs qui les ont mous, n'ont quelquefois pas, suivant le langage des bouchers, assez de suif pour fournir au remplacement de la chandelle qu'on brûle pour en apprêter la viande.

*Des divers degrés d'engraissement.* Le poids des animaux engraissés ou le degré de l'engraissement dépendent, 1°. de la taille; 2°. de a constitution, de la race, de l'âge et du travail; 3°. du sexe et de la castration; 4°. de la manière dont l'engraissement s'est fait, soit au pâturage, soit à l'étable.

Un animal plus grand est susceptible de plus de poids et de plus de graisse qu'un petit, toutes choses égales d'ailleurs.

Cependant, il y a des animaux d'une constitution solide et souple, qui prennent beaucoup plus de graisse et qui viennent à peser plus que d'autres qui sont plus grands. Il en est qui ont beaucoup de chair et peu de suif, telle est la race des bœufs suisses; mais ce reproche n'est dû sans doute qu'à ce qu'on ne leur fournit pas une nourriture assez abondante, et sur-tout assez long-temps.

Outre que la quantité et la qualité de la graisse des animaux qu'on nourrit au pâturage sont relatives à la nature du sol et du climat, elles dépendent encore principalement de la constitution atmosphérique qui règne pendant l'engraissement; de sorte qu'une année, les bœufs d'un canton, d'un herbage sont meilleurs ou moins bons qu'une autre année, selon qu'il a fait sec ou humide, et selon la nature primitive du pâturage. Les lieux élevés engraissent beaucoup mieux dans les années humides, et les lieux bas dans les années sèches. Il est aussi des bœufs de même race, et mis dans les mêmes circonstances, en qui une partie prend plus d'extension, plus de graisse que dans les autres; tantôt c'est le devant, tantôt c'est le derrière.

En général, la graisse a un terme dans chaque animal, et lorsqu'il est atteint, il faut se hâter de le vendre au consommateur. Après ce terme, les animaux ne profitent point, à beaucoup près, en proportion des dépenses qu'ils occasionnent, et en proportion du temps que l'on perd.

Le suif d'un bœuf, lorsqu'il est bien engraissé, est ordinairement le huitième du poids de l'animal vivant ; la peau, le dixième ; la tête et les pieds, un vingtième ; les entrailles, un dix-huitième. Toutes ces parties ensemble peuvent s'évaluer au tiers. Enfin, la chair ou les parties principales de l'animal composent les deux autres tiers.

Les proportions sont à peu près les mêmes pour le mouton. Les proportions de la graisse, c'est-à-dire l'axonge et le lard, sont plus considérables dans le cochon, ainsi que dans la poule, et sur-tout dans l'oie.

Les bœufs, en France, rendent à la boucherie, de quatre cents à douze cents livres de viande.

« Il y en a de plus pesans en Hongrie, en Al-
» lemagne, en Suisse, en Angleterre. En Ir-
» lande, on assure qu'il s'en trouve du poids
» de plus de cinq mille.

» On a promené dans Paris, en 1778, un

rente, la transpiration ne s'effectue pas, les urines sont claires et copieuses, les déjections sont noires ou fluides. Alors, pour peu que l'on néglige de faire attention à cet état, il faut s'attendre aux plus grandes catastrophes. Les urines ou les matières fécales ne tardent pas à devenir sanguines : dans le premier cas, c'est le PISSEMENT DE SANG ; dans le second, c'est la DYSSENTERIE : or, l'une et l'autre sont souvent mortelles.

Lorsque les urines et les excrémens ne présentent rien de particulier, et que la peau néanmoins ne reçoit aucune extension, il se forme dans les vaisseaux une réplétion dont le siége le plus considérable est la rate. Ce viscère se remplit tout à coup, il acquiert le double, le triple, ou le quadruple de son volume, et l'animal succombe.

L'engraissement n'est pas funeste aux animaux boiteux, foibles sur membres, trop allongés de corps, il est seulement plus long : les douleurs que la mauvaise conformation leur fait éprouver occasionnent une consommation de sucs nourriciers qui deviennent en pure perte pour l'engrais. Cette circonstance porte plus de préjudice au propriétaire qui engraisse les animaux dans les champs, qu'à celui qui entreprend l'engrais à l'étable, la translation des animaux d'un lieu à l'autre pour pâturer étant pénible; tandis qu'à l'étable l'animal se soutient debout avec moins d'efforts, ou même peut rester le plus souvent couché.

Les accidens les plus fréquens qui arrivent dans le temps de l'engraissement, et dont le plus petit des inconvéniens est de le retarder, sont les météorisations des estomacs et des intestins, les coliques, la constipation, la diarrhée, le flux de sang, le pissement de sang, le gonflement du foie et de la rate.

Ces différentes maladies qui suspendent l'engraissement, qui même le font rétrograder, et qui détruisent un si grand nombre d'animaux de toutes espèces, tiennent à de semblables causes, dont il est souvent facile de prévenir les effets, mais auxquelles on n'a pas fait attention, parce qu'il étoit trop simple de s'y arrêter. Ces causes sont essentiellement la quantité et la qualité des alimens que l'on donne ou que l'on permet sans ordre ni mesure. Ainsi, bien loin d'indiquer des remèdes pour les combattre, nous tâcherons de faire mieux, nous nous occuperons des moyens de les prévenir.

Plus la bête est foible par sa constitution physique, ou affoiblie par le travail, la route, par la mauvaise nourriture, le défaut de soin, plus il faut prévoir ces effets désastreux, presque certains. Car, ou il survient une surcharge de matières dans des entrailles incapables par leur débilité de les digérer, ou si la digestion a lieu, les autres organes manquent d'exécuter une bonne élaboration du sang, et les viscères sanguins sont subjugués.

Le succès de l'engrais dépend du commencement; plus ce commencement sera dirigé avec méthode, plus l'engrais sera prompt, efficace et sûr. Ainsi le cultivateur ne sauroit trop examiner l'animal qu'il se propose de soumettre à l'engrais. Les bœufs qu'on engraisse à l'herbe doivent être comptés, visités chaque jour avec beaucoup de soin par le propriétaire, ou par le gardien.

Ceux que l'on engraisse à l'étable doivent être soignés de la manière la plus exacte, par une personne pour laquelle cette occupation soit la principale tâche. Plus un bœuf aura souffert et dépéri, plus on usera de précaution pour le nourrir. On lui donnera d'abord peu d'alimens à la fois. La ration est suffisante, quand le flanc gauche est soulevé et que le bœuf se couche. On ne lui en présente une nouvelle que lorsque la première est complètement digérée, c'est-à-dire lorsque le flanc est abaissé et que l'animal donne des signes d'une faim non équivoque. On persistera dans cette manière jusqu'à ce que les anciens alimens soient complètement évacués. Si cette évacuation étoit trop tardive, on l'accéléreroit par une boisson mucilagineuse; on feroit cuire du son avec de la graine de lin, et on donneroit un seau de ce mélange le matin, et autant le soir, outre les fourrages qui font la principale nourriture.

Ces fourrages doivent être choisis et donnés simplement; il est inutile et même nuisible d'employer des moyens factices, pour forcer l'animal à les manger : dès qu'il les dédaigne, c'est une preuve qu'il en a trop dans l'estomac: il faut les retirer, nettoyer à fond l'auge et le râtelier, et éloigner le repas suivant, jusqu'à ce que la digestion soit faite, et que l'appétit soit complètement revenu.

La boisson doit être l'eau pure : on évitera même d'en donner trop; l'excès d'eau délaie trop les alimens et affoiblit l'estomac. La boisson ne doit jamais rester devant l'animal. On doit la lui présenter deux fois par jour après le repas.

S'il est très-avide de ce liquide, c'est un indice que les alimens sont trop secs ou trop échauffans. Dans cette circonstance, on aura recours à la pomme de terre ou à la rave, aux carottes, aux panais ou autres racines, qu'on pourra se procurer; et, dans le cas où ces objets manqueroient, on y substitueroit l'orge macérée ou cuite à la vapeur de l'eau bouillante.

Mais si, au contraire, l'animal dédaigne absolument la boisson, on conclura que les alimens dont il fait usage sont trop aqueux, et, en ce cas, on les combinera avec des alimens qui renferment moins d'eau : s'il étoit difficile de s'en procurer, on auroit recours au sel, dont on saupoudreroit les alimens matin et soir.

Le cultivateur doit avoir sans cesse les yeux fixés sur les animaux qu'il engraisse à l'étable : pour peu que le flanc gauche des ruminans se soulève après ou dans le courant du repas, que ce soulèvement soit accompagné d'allongement de l'animal, d'un peu de tristesse, que la rumination s'exécute lentement, ou pas du tout, il doit penser que l'indigestion existe et qu'elle ne tardera pas à se manifester par des signes plus fâcheux.

Celle qu'éprouve le cheval et le cochon se reconnoît au soulèvement des fausses côtes, à la tension des flancs, au bâillement, à l'accablement et à des coliques par intervalles. Ces indigestions ont des suites trop funestes pour qu'on néglige d'y porter secours. Elles demandent qu'on supprime sur-le-champ tous les alimens ; qu'on donne pour breuvage des infusions de sauge en très-grande quantité, et qu'on ajoute dans chaque pinte une once de sel de cuisine et quatre gros de sel ammoniaque.

L'indigestion passée, elle est assez ordinairement suivie de diarrhées dans le cheval et dans le cochon. Pendant l'évacuation, l'on continuera l'usage de l'infusion de sauge, dans laquelle on se contentera d'ajouter un peu de sel commun.

Ces indigestions, au surplus, ne sont à craindre que lorsqu'on change la nourriture des animaux, et sur-tout lorsque ce changement a pour objet un aliment délicat, substitué à un autre qui l'étoit moins. Il faut encore prendre garde que ce que l'on appelle hivernage, c'est-à-dire, un fourrage dans lequel les pois, les lentilles abondent, et que les chevaux et les bêtes à cornes appètent beaucoup, est très-indigeste.

La pléthore sanguine s'annonce par l'amplitude des vaisseaux superficiels, par la dureté, l'embarras du pouls, par le développement de l'abdomen ; et, lorsqu'à tous ces signes se joignent la dureté de la peau, son adhérence aux parties qu'elle recouvre, la mauvaise teinte du poil et l'absence de l'humeur grasse des ars, on doit s'attendre aux plus grands accidens, si l'on ne se hâte de prescrire, le plus promptement possible, la diète la plus absolue, la saignée et les lavemens purgatifs.

Cette pléthore sanguine porte, plus particulièrement dans le cochon, ses effets sur les intestins et sur la rate; et il est rare que l'animal en réchappe, lorsqu'il est affecté de diarrhée. On ne sauroit trop prévoir les accidens qui arrivent dans l'engraissement de ces animaux, sur-tout lorsqu'ils viennent de loin et qu'ils ont souffert en route.

La spéculation d'engraisser des cochons a quelquefois causé la ruine de brasseurs et d'amidonniers de la capitale, parce que la théorie de cette branche d'économie leur étoit absolument inconnue.

Les animaux dont les forces vitales et viscérales sont trop affoiblies doivent être remis en santé, avant que de faire usage des moyens capables de surcharger les entrailles de nourriture, et les vaisseaux de sang.

Les moyens de préparer le cochon à l'engrais sont de le faire reposer dans un toit sec et aéré, de lui entretenir une litière propre; et, si les soies sont ternes, piquées, garnies de lentes, que les poux courent sur la peau, que celle-ci soit dure, sèche, écailleuse, il faut tondre l'animal ou le raser, le frotter avec une éponge imbibée d'une forte décoction de son tiède, et continuer ces fomentations jusqu'à ce que la peau soit nette et souple. Quant aux alimens, ils doivent être de facile digestion, cuits et donnés en petite quantité, une fois seulement le matin ou le soir. Pour peu que les excrémens soient durs et secs, il faut donner, matin et soir, un lavement d'eau de son.

On continuera ce régime et ces soins jusqu'à ce que l'animal soit très-libre dans ses mouvemens, et très-gai; jusqu'à ce que les matières fécales soient de bonne qualité, les urines épaisses et la peau propre et souple; alors on ajoutera peu à peu une partie de la nourriture avec laquelle on se propose de le pousser à l'engrais; et enfin, on parviendra, sans contrainte et sans secousse, à lui donner des rations copieuses, dont il profitera comme on le souhaite.

Il y a des bêtes à cornes, des vaches surtout et des moutons, qui n'engraissent jamais, quelqu'aliment qu'on leur donne : ce sont celles qui sont ce que l'on appelle *brûlées*, c'est-à-dire celles qui ont les plèvres adhérentes, des maculations sur la surface extérieure des poumons, des indurations et des désorganisations quelconques de la substance de ce viscère. Il y a encore un autre genre d'altération qui s'oppose à l'engraissement : ce sont ces sortes de lésions qui tiennent à la texture générale du poumon. Cette lésion consiste dans la foiblesse des vaisseaux aériens et sanguins qui composent cet organe ; elle est telle, que le poumon ne peut revenir sur lui-même avec la force et l'activité nécessaires, d'où il résulte que l'expiration est imparfaite ; en sorte que le sang, mal travaillé par cet organe, n'est pas propre à la nutrition des parties, et encore moins à l'engrais.

Il est des bœufs de la sorte qui ne prennent jamais la graisse ; quand on les retire des meilleurs pâturages, ils ont la peau d'un bleu ou d'un gris plombé, ce qu'on apperçoit en relevant les poils au ventre, sur les côtes sur-tout dans les endroits où les poils ont une teinte claire : ces bœufs sont appelés bœufs *faillis*.

Il n'en est pas de même des bœufs qui ont les maniemens très-bons, et qui paroissent maigres aux yeux des personnes qui ne sont pas expérimentées; ils ont souvent beaucoup de suif.

Enfin, il est des moutons qui prennent la pourriture, si l'on tarde de les livrer au boucher quand ils sont gras : mais cet accident n'est point commun à tous les moutons et à tous les lieux; il tient au climat et aux pâturages humides, qui ont boursoufflé le mouton d'une graisse flasque et aqueuse.

*Accidens qui arrivent avant ou après l'engraissement.* Les bœufs maigres qu'on achète au loin pour les amener dans les herbages; ceux que l'on conduit gras à des marchés éloignés, souffrent en route, soit qu'ils s'usent ou se blessent les pieds, sur-tout quand la route est pierreuse, qu'il fait de la boue, ou que la chaleur est excessive, et particulièrement encore ceux qui ont les pieds tendres, les membres foibles, ou qui ont souffert précédemment, en un mot ceux qui sont *mal à pied*, suivant l'expression des marchands. Pour ce qui est des accidens particuliers aux pieds; on a l'usage de les prévenir, autant qu'il est possible, en appliquant des fers aux pieds des bœufs, soit un fer pour les deux doigts, soit un fer à chaque doigt, soit même un fer au seul doigt externe de chaque pied.

La fatigue cause dans les bœufs qui voyagent une tumeur, un emphysème sur l'articulation du fémur avec les os du bassin. Cette tumeur est large comme les deux mains, et assez saillante; si l'on comprime la peau en cet endroit avec la main, elle est crépitante, c'est-à-dire que la pression déplace l'air avec un certain bruit. En Normandie, cette maladie est nommée *les pigeons*.

La tumeur est d'abord sans emphysème; ce second accident n'a lieu le plus souvent qu'à la suite d'un redoublement d'efforts, ou qu'après que le bœuf s'est couché dans le pâturage ou ailleurs. C'est ce que les marchands expriment en disant que le mal est beaucoup plus dangereux lorsque la bête a été gagnée par les *pigeons de terre*.

L'emphysème se prolonge sur les flancs, sur la croupe, et jusqu'à la queue; si les pigeons sont simples, l'animal peut marcher, mais avec difficulté; quand ils sont plus graves ou compliqués d'emphysème, il est obligé de se tenir le plus souvent couché.

Les pigeons existent d'un côté ou des deux côtés en même temps.

Il faut placer l'animal en repos, dans une étable sèche, sur une bonne litière, lui donner quelques lavemens, laver l'endroit douloureux avec de l'eau tiède dans laquelle on aura fait bouillir du son, ou mieux encore, mettre dans un sac du son humecté d'eau, à un degré de chaleur plus que tiède, et fixer le sac sur la croupe du bœuf, de manière qu'il porte constamment sur les parties affectées. S'il y a emphysème, il faudra faire à la peau des incisions à deux travers de doigt de distance les unes des autres, et laver la partie deux fois par jour avec de l'eau tiède acidulée par le vinaigre, ou par l'acide sulfurique. On versera ensuite sur la peau de cet endroit un peu d'eau-de-vie que l'on étendra et que l'on fera pénétrer en frottant avec la main dans toute la surface du mal.

Dans ce cas, on donnera des lavemens d'eau salée ou vinaigrée.

La nourriture sera de l'eau blanchie par le son de froment ou par la farine d'orge, et du foin ou de l'herbe en petite quantité, mais bien choisis.

On étrillera et l'on bouchonnera l'animal deux fois par jour.

Les bœufs, en route, sont sujets à la fourbure, c'est-à-dire à l'engorgement du tissu feuilleté qui unit l'ongle à l'os du pied. Le séjour prolongé du sang dans cette partie, et la continuation de la route, déterminent dans le tissu dont nous parlons, une espèce d'échymose, par l'effet de laquelle la chute de l'ongle s'opère ; c'est ce qu'on appelle *désergoter, dessaboter*. L'animal effectue le dessabotement en secouant son pied à plusieurs reprises, et jusqu'à ce que l'ongle se détache. Alors le tissu feuilleté reste à nu, et l'animal est incapable de continuer la marche.

Il arrive aussi quelquefois que l'ongle ne tombe qu'à un des doigts du pied ; de même qu'on a vu des bœufs et des vaches éprouver la chute des ongles des deux pieds de derrière à la fois ; c'est toujours aux pieds de derrière que ces accidens arrivent.

Il faut, si le bœuf est gras, le vendre à un boucher voisin, et, s'il est maigre, le déposer dans un pâturage où l'ongle pousse, où le bœuf dépérit quelquefois, mais où il est toujours plus de temps à engraisser. Quelquefois les bœufs dessabotent, sur-tout en montant une côte, sans que le conducteur se soit apperçu qu'ils fussent malades; quelquefois aussi on reconnoît que cet accident menace à la difficulté de marcher et au boursoufflement des vaisseaux près de l'ongle; il faudroit, pour le prévenir, laisser le bœuf en repos, saigner en pince, ouvrir la peau de haut en bas par sept à huit coups de flamme ou de bistouri autour de l'ongle, pour donner issue au sang qui engorge les vaisseaux du pied.

Si cela n'étoit pas assez efficace, il faudroit, sans perdre de temps, faire à chaque ongle avec la renette ou avec une gouge, un sillon de haut en bas jusqu'au sang, dans toute l'étendue du pied; on tiendroit ensuite le pied enveloppé de cataplasmes faits avec la suie de cheminée liée par le vinaigre.

## § VIII.

### INCONVÉNIENS DE L'ENGRAISSEMENT DANS LES ANIMAUX QU'ON NE SACRIFIE PAS POUR LA BOUCHE.

S'il est vrai, comme nous l'avons prouvé, que l'engraissement suppose dans les organes réparateurs de l'individu un état parfaitement sain, il s'en faut néanmoins beaucoup que nous soyons portés à conclure, avec le vulgaire, que l'embonpoint soit toujours le plus haut degré de la santé. Au contraire, la surabondance de la graisse comprime les vaisseaux, les nerfs, fait même tomber les muscles dans le racornissement. L'animal auquel l'homme demande du travail, ou un autre service, y est moins dispos, moins propre. Le cheval gras sue et est essoufflé au moindre exercice, il éprouve le fraiement aux ars et est sujet à la fourbure; la jument avorte ou devient stérile; le chien perd la finesse de l'odorat et de l'ouïe; la vache qui s'engraisse ne donne plus de lait; la poule ne poud plus, etc., etc.

Ainsi, le chien, le chat, l'âne et le mulet sur-tout, doivent être préservés de la graisse, loin qu'on doive les y faire tendre.

Cependant nous allons exposer la manière dont on engraisse les chevaux dans la plaine de Caen, dans l'intention d'en faire mieux sentir l'inconvenance.

L'engraissement est relatif aux chevaux qu'on doit vendre aux foires d'été et d'automne, et à ceux que l'on destine aux foires d'hiver.

Le premier est l'engraissement à l'herbe ; le second est l'engraissement au sec.

1°. *Engraissement à l'herbe.* Les chevaux sont mis d'abord sur un fonds d'herbe peu abondant, trois ou quatre mois avant la foire ; puis on les place graduellement dans un fonds plus fort. En les mettant dans l'herbage on leur fait une saignée, à la suite de laquelle il survient souvent un trombus qui empêche la vente de ceux qui ne sont pas guéris. On les retire de l'herbe, quelques jours avant la vente, pour les ferrer, les panser à fond, et leur tresser les crins ; on les ôte des pâturages plus long-temps auparavant, si l'on veut les soumettre à un piqueur pour les dresser à souffrir l'homme. En agissant ainsi, on n'a point l'intention de les engraisser précisément, mais bien de les *souffler*.

2°. *Engrais au sec.* Six semaines ou deux mois avant la foire, selon l'état des animaux, on les met dans une écurie bien close, afin que l'air y soit toujours d'une température fort supérieure à celle de l'air extérieur. Ils n'en sortent que huit jours avant la foire, et ils ne sont ni étrillés, ni bouchonnés, pendant tout ce temps. On les tient enveloppés d'une couverture de laine, par-dessus laquelle on met une autre couverture de toile. On leur fournit la nourriture la plus substantielle, la plus abondante, et en même-temps la plus variée, afin de les exciter à manger davantage. On leur présente alternativement la paille de blé à moitié battue, appelée *gerbée*, des pois gris en gerbe, du lentillon, des féveroles en gerbe, enfin de l'avoine; le tout par petites portions qui se succèdent fréquemment le jour et la nuit. Ils ont pour boisson de l'eau blanchie de farine d'orge; et la farine est donnée en telle abondance chaque jour, qu'un cheval consomme environ trois cents livres de farine durant le temps de son engraissement. Le cheval qui *boude* sur sa ration est saigné; on le saigne encore s'il se manifeste quelques signes de pléthore, et jusqu'à trois ou quatre fois, s'il y a lieu, dans le courant de l'engraissement. Dans la dernière semaine, on l'étrille à fond : tout le vieux poil tombe au premier pansement, et il paroît un nouveau poil très-luisant. On promène le cheval en main, on le dresse à la montre, on le ferre à la marchande, on lui tresse les crins, et on le présente à la foire.

Cette méthode vicieuse occasionne, dans les

animaux qui y sont soumis, la cachexie, la gourme, la fluxion périodique.

*Conclusion.* Pour qu'un animal soit complètement engraissé et que la chair en soit délicate et tendre, il faut donc qu'il ait une conformation solide, et que tous les organes qui servent à la nutrition soient sains et exempts d'altération ; qu'il soit jeune, ou châtré jeune par l'enlèvement des testicules, si c'est un animal mâle : qu'on lui fournisse des alimens avec ménagement d'abord, puis en abondance et variés, selon ses dispositions. A la fin de l'engraissement, qu'on lui procure des alimens plus choisis, qu'on lui accorde assez de liberté ; enfin, que beaucoup de surveillance et de discernement fassent éviter les accidens qui surviennent avant, pendant et après l'engraissement, qui doit se faire d'ailleurs de la manière la plus économique. On a vu qu'il nuit au service et à la santé des animaux qui ne sont pas précisément destinés pour la bouche.

FIN.

www.ingramcontent.com/pod-product-compliance
Ingram Content Group UK Ltd.
Pitfield, Milton Keynes, MK11 3LW, UK
UKHW020959180726
13838UKWH00003B/1396